I0875140

FESTREDE

FÜR JULIUS MICHEL

VON

JULIUS HIRSCHBERG

LEIPZIG
VERLAG VON VEIT & COMP.
1912

Druck von Metzger & Wittig in Leipzig.

Hochansehnliche Fest-Versammlung!

Am 29. September des vergangenen Jahres ist Julius Michel von uns geschieden.

Die schmerzende Wunde, die der Verlust uns geschlagen, ist verharscht. Wir müssen uns jetzt auf unsre Pflicht besinnen, dem Heimgegangenen gerecht zu werden durch Betrachtung und Prüfung seiner Lebens-Arbeit.

Die erste Sitzung der Berliner ophthalmologischen Gesellschaft in diesem Winter-Semester, am 26. Oktober 1911, war lediglich dem Andenken an Julius Michel, ihren ersten Vorsitzenden, geweiht. Im Anschluß an den Nachruf, den ich, als zweiter Vorsitzender, pflichtgemäß gehalten, hatte die Gesellschaft beschlossen, eine Gedenk-Feier für Julius Michel im Januar 1912 zu veranstalten und mich mit der Gedenk-Rede betraut.

Julius Michel wurde, als Sohn des Rechtsanwaltes Conrad Friedrich Michel und seiner Gemahlin Anna, geb. v. Dawans, am 5. Juli 1843 zu Frankenthal in der Rhein-Pfalz geboren; er besuchte das Gymnasium zu Zweibrücken, das er mit der Note I, dem Prädikate sehr gut, und der Sitten-Note sehr lobenswürdig verließ, und bezog danach die Universität zu Würzburg und die zu Zürich, woselbst er bereits eine Assistenten-Stelle an dem physiologischen Institut unter Prof. Adolf Fick erhielt. Zu Würzburg erwarb er (notâ primâ eminenter probatus) 1866 den Doktor-Grad mit der Dissertation „Über das Verhalten der Netzhaut und des Sehnerven bei der Epilepsie". Hierauf machte er den Feldzug von 1866 gegen Preußen als bayrischer Bataillons-Arzt mit, bestand 1867 das Staats-Examen in München und war als Assistenz-Arzt tätig in der Kreis-Kranken- und Pflege-Anstalt seiner Vaterstadt, „mit großem Fleiß und bestem Erfolge das reiche Material dieser Anstalt zu seiner praktischen Ausbildung in der Medizin und Chirurgie benutzend", wie ihm der Leiter der Anstalt, K. Med.-Rat Dr. Bettinger, am 9. Juli 1867 bezeugt hat.

Aber bereits in diesem Jahre siegte seine Neigung zum Studium des Sonderfaches der Augenheilkunde. So zog es ihn nach Berlin an die weltberühmte Klinik Albrecht's v. Graefe. Hierauf ging er nach Wien und schließlich 1868 nach Zürich zurück, wo er die Stelle eines Assistenten an der Universitäts-Augenklinik unter Prof. FRIEDRICH HORNER bekleidete, bis er im Sommer 1870 zum Krieg gegen Frankreich unter die Fahnen berufen wurde. Aus den Beobachtungen, die er bei der Leitung eines Feld-Lazarets, gemeinsam mit Dr. RUDOLF BÖHM (jetzt Professor der Pharmakologie in Leipzig), angestellt, stammt die Abhandlung „Erfahrungen bei der Kaltwasser-Behandlung des Unterleibs-Typhus".

Nach Beendigung des glorreichen Krieges ging JULIUS MICHEL nach Leipzig und arbeitete am physiologischen Institut unter den Professoren KARL LUDWIG und GUSTAV SCHWALBE. Nachdem er so in den theoretischen Grundwissenschaften, der Anatomie und der Physiologie, eine umfassende Vorbildung gewonnen, habilitierte er sich 1872 für Augenheilkunde an der Universität Leipzig.

Der Beginn seiner wissenschaftlichen Forschung fällt in jene denkwürdige Zeit, wo die Augenheilkunde, welche bis dahin an den deutschen Universitäten von den Professoren der Chirurgie mit vertreten wurde, endgültig die Freiheit und Selbständigkeit als besonderes Lehrfach sich eroberte. An drei deutschen Hochschulen, zu Erlangen, zu Würzburg und in Berlin, hat JULIUS MICHEL durch Forschung und Lehre wesentlich mit dazu beigetragen, den Beweis zu erbringen, daß jene Selbständigkeit unsres Faches nicht unverdient gewesen.

Schon am Ende des Jahres 1872 wurde MICHEL als a. o. Professor der Augenheilkunde nach Erlangen berufen, als e r s t e r, der an dieser Universität den speziellen Lehr-Auftrag erhielt.

Man muß allerdings nicht glauben, daß an der 1743 vom Markgraf FRIEDRICH in dem reizvollen, stillen Städtchen Erlangen begründeten Universität während der ersten zwei Drittel des 19. Jahrhunderts die Lehre und das Studinm der Augenheilkunde vernachlässigt gewesen sei.

Es ist ein sehr geläufiger, aber darum noch nicht verzeihlicher Irrtum, die Versumpfung des augenärztlichen Unterrichts, welche n a c h der Reform unsrer Wissenschaft, also nach der M i t t e des 19. Jahrhunderts, an einer oder der andren Universität, in jener Ü b e r g a n g s p e r i o d e eintrat, wo noch die alten Professoren der Chirurgie, teils hochmütig, teils widerwillig, die Augenheilkunde mit behandelten, bis diese sich ihre Selbständigkeit durch Errichtung eigner Professuren errang, g a n z a l l g e m e i n auch auf die erste Hälfte des 19. Jahrhunderts auszudehnen, wo unser Fach t a t s ä c h l i c h n o c h e i n Z w e i g d e r C h i r u r g i e gewesen, und von den tüchtigen Chirurgen auch mit Liebe, Verständnis und Erfolg gepflegt worden ist.

In Erlangen hatte MICHAEL JÄGER, berühmt durch seine Arbeiten über die Resektion der Knochen, 1826 die durch den Tod SCHREGER's erledigte Direktion der chirurgischen Klinik erhalten; er erweiterte die Anstalt und gab ihr den Namen und die Bedeutung einer chirurgisch-augenärztlichen Klinik, hielt auch Vorlesungen über Augenheilkunde, die er selber in seinen klinischen Beobachtungen vom Jahre 1837 hervorhebt, und hat die erste anatomische Untersuchung des Hornhaut-Kegels veröffentlicht.

Sein Nachfolger war LOUIS STROMEYER, der eigentliche Begründer der orthopädischen Chirurgie, der 1838 die Heilung des Schielens durch Muskel-Zerschneidung empfohlen und an der Leiche die Operation versucht hat, auch die Pupillen-Bildung durch ein Korektom zu verbessern, das Glaukom mittels der Durchschneidung der schiefen Augenmuskeln zu heilen bestrebt war und die Star-Ausziehung zu einer Zeit pflegte, wo die meisten Chirurgen Deutschlands blinde Anhänger der Nadel-Operation gewesen.

Von 1844—1850 war Professor der inneren Klinik KARL FRIEDRICH CANSTATT, schon berühmt durch seine Dissertation vom Jahre 1831 „über den Markschwamm des Auges und das amaurotische Katzen-Auge", die zu den Vorläufern der Entdeckung des Augenspiegels gehört; er hat wichtige Arbeiten über die ägyptische Augen-Entzündung, über die Krankheiten der Aderhaut und das Glaukom, über die Knochenkrankheiten der Orbita und die Nerven-Krankheiten des Seh-Organs veröffentlicht.

STROMEYER's Nachfolger, JOH. FERD. HEYFELDER, THIERSCH, HEINECKE, hielten noch Vorlesungen über Augenheilkunde. Der letztere drang selber auf Bestallung eines besonderen Lehrers der Ophthalmologie.

Die Schwierigkeit lag meist nicht bei den Professoren, sondern bei den Regierungen und namentlich in der Kargheit der bewilligten Mittel. Obwohl JULIUS MICHEL bereits im Jahre 1873 zum ordentlichen Professor der Augenheilkunde ernannt wurde, mußte er sich mit einer sehr mangelhaften Augenklinik behelfen, die in Miets-Räumen untergebracht war: was seinen Feuer-Eifer gewiß auf eine harte Probe stellte. Trotzdem hat er schon in Erlangen als Lehrer und Forscher eine bedeutende Wirksamkeit entfaltet, bis er 1879 einem Ruf nach Würzburg Folge leistete.

An der 1547 vom Fürstbischof JULIUS begründeten „Julius-Maximilians-Universität" zu Würzburg hatte der ehrwürdige KARL KASPAR SIEBOLD die chirurgische Klinik begründet und hielt noch um die Wende des 18. Jahrhunderts Vorlesungen über Augenheilkunde.

Kajetan Textor, der die elfbändige Chirurgie seines Lehrers und Freundes Boyer ins Deutsche übertragen und in dem fünften, 1820 gedruckten Bande, der von den Augenkrankheiten handelt, zahlreiche eigne Anmerkungen hinzugefügt, hat zwar noch 1844 auf dem Gebiete der Star-Operation den reaktionären Standpunkt der Niederdrückung vertreten, aber seinem Sohn Karl Material für die ganz ausgezeichnete Dissertation vom Jahre 1842 über die Wiedererzeugung der Krystall-Linse geliefert. Lehrer der Augenheilkunde waren auch Heinrich Adelmann von 1836 ab und der berühmte Heinrich Müller von 1853 bis zu seinem 1864, leider zu früh erfolgten Tode.

Im schreienden Gegensatz zu der außerordentlichen Sorgfalt, mit welcher die Lehrer an der Universität Würzburg die Augenheilkunde zu fördern bemüht gewesen, waren die Einrichtungen, die ihnen zu Gebote standen, geradezu als kläglich und ungenügend zu bezeichnen.

Robert Ritter v. Welz, seit 1855 Privat-Dozent der Augenheilkunde, wurde 1858 zum a. o., 1867 zum ordentlichen Professor der Augenheilkunde befördert, erhielt aber keine staatliche Augenklinik. Er leistete den ganzen Unterricht in seiner Privatklinik. Diese ging, nach seinem 1878 erfolgten Tode, durch Vermächtnis auf den Staat über.

Julius Michel wurde also 1879 als ordentlicher Professor der Augenheilkunde an die Julius-Maximilian-Universität berufen.

In Würzburg hat Julius Michel zwanzig schöne und inhaltreiche Jahre verlebt, in Gesundheit, Schaffens-Kraft und Freudigkeit. Die Zahl der hilfesuchenden Augenleidenden, der Belehrung heischenden Studenten ist durch sein Wirken in geradezu überraschender Weise empor gestiegen. Hier hat er seine Haupt-Werke geschrieben, seine wichtigsten Arbeiten geschaffen und veröffentlicht, seine besten Entdeckungen gemacht. Hier gelang es ihm auch, was er in Erlangen schon angestrebt, aber noch nicht erreicht hatte, den Neubau der Universitäts-Augenklinik 1899 durchzusetzen. Aber, was er geschaffen, konnte er nicht mehr benutzen. Er wurde in demselben Jahr, als Nachfolger von Karl Schweigger, nach der Hauptstadt des Deutschen Reiches, auf den Lehrstuhl Albrecht's v. Graefe, seines ersten Lehrers, berufen. Seine Bestallung ist vom 26. März des Jahres 1900.

Als der im Unglück neugeborene Staat Preußen 1810 die Universität zu Berlin begründete, war für den Unterricht in der Augenheilkunde von vornherein gute Fürsorge getroffen. Schon im ersten Vorlesungs-Verzeichnis finden wir das Klinikum für Augenkrankheiten von Prof. HUFELAND in Verbindung mit den Doktoren BERNSTEIN und FLEMMING, sowie die klinischen Übungen von Prof. REIL und Prof. KARL FERDINAND GRAEFE.

Der letztere war der eigentliche Schöpfer der chirurgischen Klinik, ein hervorragender Lehrer, der glänzendste Operateur Deutschlands im Star-Schnitt, Verfasser des ersten Repertorium augenärztlicher Heilformeln und einer merkwürdigen Sonderschrift über Augenblennorrhöe.

Für ihn wurde 1819 das Clinicum chirurgicum et ophthalmiatricum der Universität in der Ziegelstraße erbaut. Im Jahre 1828 wurde der außerordentliche Prof. JÜNGKEN mit der Leitung des in der Charité neugegründeten klinischen Instituts für Augenheilkunde betraut. Als JÜNGKEN dann 1840 nach RUST's Tode die Leitung der chirurgischen Klinik und der ganzen Station für äußere Kranke in der Charité erhielt, vereinigte er wieder die Augenklinik mit der chirurgischen. So blieb es 28 Jahre lang. Im Jahre 1864 habe ich JÜNGKEN's Klinik besucht; zweimal wöchentlich wurden Fälle von Augenkrankheit vorgestellt. Im Jahre 1868 hat er die Leitung beider Kliniken niedergelegt.

Im Wintersemester 1852/53 war ALBRECHT v. GRAEFE, der Sohn von KARL FERDINAND, als Privat-Dozent in die Schranken getreten. Mit ihm beginnt die neue Zeit. Aber, obwohl er 1857 zum a. o., 1866 zum ordentlichen Professor ernannt wurde und auch eine Abteilung für Augenkranke von 40 Betten in der Charité erhalten hatte, — die offizielle Vertretung der Augenheilkunde blieb bis zum Schluß des Sommersemesters 1868 mit der Chirurgie verknüpft, d. h. in den Händen JÜNGKEN's.

Im Wintersemester 1868/69 hielt A. v. GRAEFE die Klinik für Augenkrankheiten noch in seinem Privat-Institut, erst vom Sommer 1869 an in der Charité ab. Schon im Beginn des Sommersemesters 1870 mußte er wegen überhand nehmender Körperschwäche sich zur Stellvertretung entschließen. Am 20. Juli 1870 ist er verstorben.

Sein Nachfolger, KARL SCHWEIGGER, hielt die Augenklinik zunächst in der Charité ab. Als das chirurgisch-augenärztliche Klinikum in der Ziegelstraße, bei seiner Gründung 1819 von den Zeitgenossen bewundert und angestaunt, ein halbes Jahrhundert später, da ich selber meinen Unterricht daselbst empfing (1863—1866), schon wieder recht veraltet, in den Jahren 1878—1882 durch einen Neubau ersetzt wurde, erhielt es auch eine eigne Augenklinik, die KARL SCHWEIGGER von 1881 ab bis zum Tode, 18 Jahre lang, verwaltet hat.

Aber Kliniken veralten heutzutage fast ebenso rasch, wie Kriegsdampfer. Die Augenklinik in der Ziegelstraße genügte unsres JULIUS MICHEL's hohen Anforderungen in keiner Weise, trotz aller Um- und Anbauten, die er sofort durchsetzte. Er beantragte die Errichtung einer vollkommen neuen, mustergültigen Augenklinik auf dem großen Gelände der Charité. Diese sollte er nicht mehr erleben.

Der Beginn seiner Lehr- und klinischen Tätigkeit in Berlin war besonders schwierig, da seines Vorgängers längere Erkrankung Verbesserungen verzögert hatte, die sein Feuergeist sofort in Angriff nahm und augenblicklich einführen wollte.

Aber unermüdlich wirkte er an dem ungeheuren Kranken-Material der Universitäts-Augenklinik in der Ziegelstraße, in dem großen, gefüllten Hörsaal, mit einem ganzen Stabe von Assistenten, und in dem trefflich eingerichteten Laboratorium.

Es ist wahrhaft bewunderungswürdig, wie er, bei der großen Zahl von Studenten, bei den vielen Tausenden von poliklinischen und Hunderten von klinischen Kranken und von Operationen, schon dem Greisen-Alter sich nähernd, seine Pflichten als Lehrer und Arzt so siegreich durchgesetzt hat.

Die erst leiseren, dann lauteren Mahnungen beginnender Krankheit ließ er unbeachtet. Selbst, als ernstere Schwäche im Winter 1910/11 ihn befallen, kehrte er zu seiner Tätigkeit zurück, sowie seine Stimme wieder heller geworden, und erklärte offen: „Rücktritt ist Tod für mich". Aber der Tod ist gekommen und hat ihn am 29. September 1911 hinweggerafft. Zu dem schon länger bestehenden Diabetes hatte sich Tuberkulose des Kehlkopfes und der Lungen hinzugesellt. Die tuberkulösen Geschwüre des Kehlkopfes waren allerdings in erfreulicher Weise unter örtlicher Behandlung vollkommen ausgeheilt.

JULIUS MICHEL ist unvermählt geblieben. Die Bahre in der Kapelle des Invaliden-Hauses zu Berlin umstanden seine Verwandten und Freunde, seine Assistenten uud Schüler, seine Fachgenossen und Kameraden.

An die ergreifenden Worte des Oberpfarrers schlossen sich Ansprachen des Dekans der medizinischen Fakultät, der auch im Namen des Rektors sprach, des zweiten Vorsitzenden der Berliner ophthalmologischen Gesellschaft, eines Vertreters seiner Assistenten und des Dekans der Universität zu Würzburg.

Die wissenschaftliche Leistung von JULIUS MICHEL war ebenso umfassend wie gründlich und bedeutsam. Auf mehreren Gebieten unsrer Fachwissenschaft hat er unsre Kenntnisse erweitert und umgestaltet. Er hat Bleibendes geschaffen.

Von seinen größeren Werken nenne ich zuerst sein Lehrbuch der Augenheilkunde, aus dem Jahr 1884; die zweite Auflage ist vom Jahr 1890. (780 S., mit 142 Text-Abbildungen.)

Es gibt ein altes Wort: „Große Männer schreiben keine Lehrbücher". Man fabelt von einem der Professoren, die ich selbst noch gehört, er hätte hinzugefügt, daß er selber auch keines geschrieben.

Ich sage hingegen: „Möchten doch die größen Männer Lehrbücher schreiben". Aber wann soll der Kliniker das Lehrbuch seines Faches herausgeben? Ist er zu jung, so bleibt er unselbständig, im Bann seines Lehrers, wie Joseph Beer in seinem ersten Lehrbuch vom Jahre 1792, das dem kritischen Leser gar nicht von demselben Verfasser herzurühren scheint, wie sein zweites vom Jahre 1813—1817. „Er soll es am Ende seiner klinischen Laufbahn schreiben, als Krönung seines Lebenswerkes", — so hörte ich schon vor langer Zeit. Aber bei dem raschen Zeitmaß des Fortschritts, das die medizinische Wissenschaft mit dem 19. Jahrhundert angenommen, ist er dann in Gefahr zu veralten, ehe er noch fertig geworden, wie wir das an dem in bewundrungswürdigem Stil verfaßten Lehrbuch des geistreichen Philipp v. Walther aus dem Jahre 1849 schmerzlich beklagen.

Also sollte der Kliniker sein Lehrbuch auf der Höhe seiner Laufbahn verfassen, wenn er in der Lage ist, den ererbten Schatz der Jahrtausende, welchen die klinische Medizin darstellt, durch die neuesten Fortschritte bereichert, in eigner, klarer Darstellung vorzuführen und alles wichtige durch eigne Erfahrungen zu erläutern und zu belegen.

Julius Michel war zwölf Jahre klinischer Lehrer gewesen, als er die erste Auflage seines Lehrbuches herausgab; sechs Jahre darauf folgte die zweite.

Sein Stil, der in seinen ersten Arbeiten noch etwas ungelenk gewesen, hatte sich gebessert. Ich weiß sehr wohl, daß manche der ärztlichen Autoren deutscher Zunge heutzutage wenig Wert auf guten Stil legen, was sie ja allerdings nicht offen bekennen, aber durch die Tat beweisen.

Julius Michel hat in seinem Lehrbuch die Anatomie und Physiologie des Auges eingehend berücksichtigt, der Schilderung des einzelnen Krankheitsbildes die allgemeinen pathologischen Anschauungen zugrunde gelegt, den Zusammenhang zwischen Erkrankungen des Auges und denen der übrigen Organe besonders hervorgehoben und den ganzen Stoff in drei Teile gegliedert, Untersuchungs-Methoden, Erkrankungen nebst Behandlungen, Verletzungen und Operationen.

Sein Lehrbuch ist bei uns in Norddeutschland von den Studenten, denen die gleichfalls trefflichen Bücher von SCHWEIGGER, SCHMIDT-RIMPLER, VOSSIUS näher lagen, nicht viel studiert und auch von den Fachgenossen nicht viel benutzt und erwähnt worden. Wer es aber kannte und nachschlug, war erstaunt über den reichen Inhalt, die eingehende Darstellung und erfreut durch den jedem Kapitel vorangestellten, genauen Literatur-Nachweis, wie er seit den Lehrbüchern von HIMLY und RÜTE, d. h. seit einem halben Jahrhundert, nicht mehr in Übung geblieben. JULIUS MICHEL's eigne Leistungen zeigen sich bei den Erkrankungen der Lider, bei der Erforschung der Mikro-Organismen des Trachoma, bei der chemischen Untersuchung der Hornhaut, in den Versuchen über künstliche Linsentrübung, in seinen Untersuchungen über Iris und Iritis, in seinen Beiträgen zu den Erkrankungen des Aderhaut-Traktus und der Netzhaut. Eine spanische Übersetzung des Lehrbuchs ist 1887 unter dem Titel Manuel práctico de oftalmogía erschienen. Weitere Auflagen des Lehrbuches sind nicht erfolgt.

Dafür hat JULIUS MICHEL die Studierenden erfreut durch seinen klinischen Leitfaden der Augenheilkunde, der ihnen eine wissenschaftlich geordnete Darstellung des Gesamtgebietes in möglichst gedrängter Form gewährt, und der drei Auflagen (1893, 1896, 1903) erlebt hat.

Die Krankheiten des Auges im Kindesalter, die sein Lehrer und Freund, Prof. HORNER in Zürich, für GERHARD's Handbuch der Kinderkrankheiten 1879 bearbeitet, aber wegen seiner eignen Erkrankung nicht hatte abschließen können, hat JULIUS MICHEL fortgesetzt und 1889 beendigt durch Darstellung der Krankheiten der Linse, des Glaskörpers, der Netzhaut, des Sehnerven, der Augenmuskeln, der Augenhöhle, der Refraktions- und Akkommodations-Störungen, sowie der Verletzungen des Auges, und in diesem Werke zahlreiche eigne Funde niedergelegt.

In dem Handbuch der Augenheilkunde von GRAEFE-SAEMISCH hat er 1875 die Krankheiten der Lider bearbeitet und für die erweiterte zweite Ausgabe des großen Werkes 1908 dies Kapitel in originaler Weise zu einem stattlichen Bande von 473 S. mit 79 ausgezeichneten, meist eignen Figuren ausgestaltet, den man für unsre Zeit als die magistrale Darstellung dieses Gegenstandes bezeichnen muß, da ihm nichts Gleichwertiges an die Seite gestellt werden kann.

Den äußerst verdienstvollen Jahresbericht über die Leistungen und Fortschritte der Augenheilkunde, den ALBRECHT NAGEL begründet und mit dem Jahr 1870 begonnen, hat JULIUS MICHEL vom achten Jahrgang ab, für 1877, bis zum 40., für 1909, der im Jahre 1910 erschienen ist, weiter herausgegeben und dadurch unsrer Wissenschaft einen unschätzbaren Dienst geleistet. Er war übrigens nicht bloß Herausgeber und Leiter, sondern hat auch rüstig mit Hand angelegt und in fast jedem Jahrgang einzelne Kapitel selber ausgearbeitet, namentlich die pathologische Anatomie des Seh-Organs. Über diesen Lieblings-Gegenstand seiner Studien hatte er eine umfassende Monographie vorbereitet, deren nahe bevorstehende Vollendung durch seinen Tod verhindert wurde.

Im Jahre 1899 hat MICHEL mit Prof. KUHNT die Zeitschrift für Augenheilkunde ins Leben gerufen und bis zu seinem Tode fortgeführt; 27 stattliche Bände bringen eine Fülle von Original-Arbeiten und aufklärenden Übersichten.

Jetzt wende ich mich zu den Abhandlungen, die JULIUS MICHEL in den Jahren 1872—1911 veröffentlicht hat, 82 an der Zahl, und die seine originalen Leistungen enthalten. Ich berücksichtige zuerst die anatomisch-physiologischen Studien.

I. (1) Die von GUSTAV SCHWALBE 1869—1870 beschriebenen hinteren Lymphbahnen des Auges und ihre Verbindungen sowohl untereinander als auch mit dem Arachnoïdal- oder Subdural-Raum des Gehirns hatten das Interesse der Ophthalmologen im höchsten Grade erregt. So hatte E. BERTHOLD geschlossen, daß die Entzündung der Hirnhäute durch diese Lymphbahnen sich fortpflanzen und bald eine Füllung des TENON'schen Raumes und Chemosis, bald eine Füllung des subvaginalen Raumes und Stauungs-Papille bedingen könne; in den heftigsten Fällen komme es zu eitriger Netzhaut- und Glaskörper-Entzündung.

Diese Untersuchungen von G. SCHWALBE hat, unter dessen tatkräftiger Unterstützung, JULIUS MICHAEL 1872 im physiologischen Institut zu Leipzig wiederholt und bestätigt und dann beim Menschen, an einer großen Zahl von Leichen, durch Einspritzung von Berlinerblau in den Raum zwischen äußerer und innerer Sehnerven-Scheide weiter verfolgt und auch hier die erwähnten Kommunikationen gefunden.

Die Ergebnisse seiner Einspritzungen sind die folgenden: Der subvaginale Raum steht mit dem supravaginalen in Verbindung durch spaltförmige Lücken in der äußeren Sehnerven-Scheide, durch Lücken in der Lederhaut mit dem Raum um die Aderhaut. Letzterer steht durch die Räume um die Wirbel-Venen in Verbindung mit dem TENON'schen Raum, so daß die Einspritzungs-Masse, die einerseits ihren Weg durch die Lücken der Sehnerven-Scheide, andrerseits durch die der Lederhaut genommen hat, in dem TENON'schen oder dem mit diesem unmittelbar zusammenhängenden supravaginalen Raum sich vereinigt.

Dieses für die Pathologie so überaus wichtige Kapitel hat MICHEL weiter studiert und bereits im folgenden Jahre eine neue Arbeit (7) darüber erscheinen lassen.

Im Jahre 1859 hatte ALBRECHT VON GRAEFE eine wichtige Entdeckung gemacht[1], des regelmäßigen Vorkommens doppelseitiger Stauungs-Papille bei den innerhalb der Schädel-Höhle wachsenden Geschwülsten; er nahm an, daß die dabei eintretende Raum-Beengung in der Schädel-Höhle eine Zusammendrückung des kavernösen Sinus verursache, welche ihrerseits wieder zur Stauung des Venenblutes in der Netzhaut und so zur Entzündung des Sehnerven-Endes im Auge führe; wegen der Unnachgiebigkeit des Lederhaut-Loches müsse die geringste Ausschwitzung in das Gewebe des Sehnerven sofort die Stauung der Venen und somit auch das Ödem mehr und mehr steigern, — das Sehnerven-Loch übernehme die Rolle eines Multiplikators.

So wichtig und unbestritten der tatsächliche Fund, — die Theorie stieß auf Widerspruch. Im Jahre 1869 kam SESEMANN durch genaue Untersuchung des Verlaufes der Venen in der Orbita zu dem Schluß, daß eine Stauung in der Zentral-Vene der Netzhaut, selbst durch vollständige und dauernde Behinderung des Abflusses in den kavernösen Sinus, nicht bewirkt werden könne, weil das Blut durch die weite Verbindung der Vena ophthalmica superior mit der Vena facialis anterior immer einen vollständig ausreichenden Abfluß finde.

SCHMIDT-RIMPLER stellte deshalb, auch noch im Jahre 1869, die Vermutung auf, im Anschluß an die kurz zuvor veröffentlichten Untersuchungen SCHWALBE's über den Zusammenhang zwischen dem Intervaginal-Raum des Sehnerven und dem Subarachnoïdal-Raum des Gehirns, daß bei Drucksteigerung in der Schädelhöhle die Cerebrospinal-Flüssigkeit in den Zwischenscheiden-Raum des Sehnerven eingetrieben werde, die Scheide stark ausdehne und durch Zusammendrückung des intraokularen Sehnerven-Endes Stauungs-Neuritis hervorrufe.

[1] Vgl. THEODOR LEBER, Kr. d. Netzhaut und der Sehnerven, in GRAEFE-SAEMISCH, V, 2, S. 759 fgd. 1877.

In der Tat hat MANZ 1871 gefunden, daß bei Krankheits-Prozessen, welche mit Druck-Steigerung in der Schädelhöhle einhergehen oder wo freie Flüssigkeit im Arachnoïdal-Raum vorhanden ist, ganz regelmäßig ein Hydrops der Sehnervenscheide vorkommt, und stellte auch durch Versuche an Tieren fest, daß durch Einspritzung von Flüssigkeit in den Arachnoïdal-Raum Erweiterung und Schlängelung der Netzhaut-Venen, unter Umständen auch Rötung und Schwellung des Sehnerven-Eintritts hervorgerufen werde.

Hier setzt MICHEL's Beobachtung ein. Es handelt sich um einen von Geburt, oder wenigstens von früheşter Kindheit an, stockblinden, schwachsinnigen Knaben mit Turmschädel, bei dem MICHEL 1867 rückgängige Stauungspapillen festgestellt, und der im Oktober 1870 an parenchymatöser Hornhaut-Entzündung erkrankte und einer hinzutretenden Lungen-Entzündung erlag.

MICHEL fand einen stark asymmetrischen Turmschädel mit bedeutender Hyperostose, mit Verwachsung fast aller Nähte sowie mit Verengerung der Löcher für die Sehnerven und glaubte, daß die Zurückhaltung der im Scheiden-Raum befindlichen Flüssigkeit einen Druck auf die Gefäße der Sehnerven und dadurch Entzündung hervorrufen könne. Es fand sich auch starke Endothel-Wucherung in dem erweiterten subvaginalen Raum.

MICHEL suchte seine Beobachtung für die Theorie der Stauungs-Papille zu verwerten. Gleichzeitig liefert der Fall die erste anatomische Untersuchung für ein sehr merkwürdiges Leiden, die doppelseitige Sehnerven-Entzündung bei zu frühzeitiger Verknöcherung der Schädelnähte, ein Leiden, von dem erst e i n e, nur klinische Beobachtung von ALBRECHT VON GRAEFE aus dem Jahre 1866 vorlag.

Seltsamerweise war weder der Fall von A. v. GRAEFE noch der von MICHEL ein typischer: denn die Verengerung der Löcher für den Durchtritt der Sehnerven wird an den typischen Turmschädeln vermißt. Ich selber[1] habe dann 1876 und 1881 den Typus angedeutet und 1883 auf Grund von sieben eigenen Beobachtungsfällen genauer beschrieben.

Es handelt sich um Turm-Schädel, um Schädel-Verbildung, die auf frühzeitiger schon fötal angelegter Verknöcherung der Schädelnähte beruht. Die Orbitae sind zu kurz. Beide Augen zeigen das Bild regressiver Sehnerven-Entzündung oder Stauungs-Papille. Neuerdings ist die Trepanation des Schädels in geeigneten Fällen ausgeführt wurden.

[1] Berliner klin. W. 1909, Nr. 5, woselbst auch die Literatur angeführt ist.

(2) Die zweite anatomische Arbeit von JULIUS MICHEL betrifft den Bau des Chiasma der Sehnerven.

Die Sprache, der dieses Wort[1] entlehnt ist, verweist uns auf die Griechen[2], die Begründer der Wissenschaften. Nach GALEN ähnelt die Vereinigung der beiden Sehnerven dem Buchstaben X, also einem schrägen Kreuz; sie legen sich aber nur aneinander, um ihre Innervations-Kanäle zu vereinigen; danach zieht der rechte zum rechten, der linke zum linken Auge. Zweck der Sehnerven-Vereinigung sei Einfach-Sehen mit beiden Augen.

Anderthalb Jahrtausende später, am Beginn des 18. Jahrhunderts, hat der große ISAAK NEWTON richtig erkannt, daß nach unsrer Seh-Theorie das binokulare Einfachsehen einen Faser-Austausch, eine Halbkreuzung der Fasern im Chiasma erfordere; ABRAHAM VATER zu Wittenberg hat 1723 richtig hervorgehoben, daß die gleichseitige Halbblindheit beider Augen jedenfalls eine Halbkreuzung der Sehnerven voraussetzen müsse. Den strengen, anatomischen Beweis der Halbkreuzung haben die Brüder JOSEPH und KARL WENZEL 1812 zu liefern gesucht, die physiologische Theorie hat JOHANNES MÜLLER 1826 vervollständigt. Die beiden Sehnervenfasern, welche von identischen Netzhaut-Punkten beider Augen kommen, gehen im Chiasma in die Sehnervenwurzel einer Seite ein und ententspringen, auf dieser Seite, an einem Ganglion-Körperchen des Gehirns.

Die pathologische oder klinische Grundlage hat ALBRECHT VON GRAEFE 1856 geliefert. Die gleichzeitige Halbblindheit (Hemianopsie) beider Augen mit guter zentraler Sehschärfe und scharfer, senkrecht durch den Fixier-Punkt gehender Trennungslinie weist hin auf einen Ausfall des entgegengesetzten Tractus oder seiner Fortsetzung oder des entsprechenden Zentral-Organs im Gehirn. Bei der gekreuzten temporalen Halbblindheit, die später als Scheuklappen-Krankheit bezeichnet wurde, bei der für das rechte Auge die rechte Hälfte, für das linke die linke Hälfte des Gesichtsfeldes fehlt, wo also in jedem Auge die nasale Hälfte der Netzhaut unempfindlich ist, war die Trennungslinie niemals so scharf, wie bei der gleichseitigen Halbblindheit, der Zustand niemals, wie bei der erstgenannten Form, durch längere Zeit unverändert, sondern stets fortschreitend zur

[1] Vgl. m. Gesch. d. Augenh. i. Altertum, 1899, § 121.

[2] Übrigens wird χίασμα, die Kreuzung, noch nicht bei den griechischen Ärzten auf die Vereinigung der beiden Sehnerven angewendet, sondern zuerst bei ANDRÉ DU LAURENT, 1600, Histor. anat. corp. hum. XI, c. 8. (HYRTL's Onomatologia anatom., 1880, S. 106.)

Schwachsichtigkeit, ja bis zur Stockblindheit, wie dies bei dem anzunehmenden Sitz im vorderen oder hinteren Chiasma-Winkel, also an der Stelle, wo alle Sehnerven-Fasern auf den engsten Raum zusammengedrängt sind, ja ganz natürlich ist. Nasale Halbblindheit, für welche die Halbkreuzung keine einheitliche Erklärung abgibt, kam nur in einem, nicht recht klaren Fall zur Beobachtung.

Wir können also die Anschauungen von Newton und von Albrecht v. Graefe in den folgenden Sätzen ausdrücken. Mit der rechten Hirnhälfte, bzw. mit dem rechten Zentral-Organ in der grauen Hirn-Rinde des rechten Hinterhaupt-Lappens vom Großhirn, welches die rechte Hälfte jeder der beiden Netzhäute versorgt, sehen wir, wegen der Umkehr des Weltbildes im Auge, diejenige Hälfte des Raumes, welche links von der (nach vorn verlängerten) Mittel-Ebene unsres Körpers belegen ist. Mit der linken Hirnhälfte sehen wir die diejenige Hälfte des Raumes, welche rechts von unsrer Mittel-Ebene belegen ist.

Durchtrennung des rechten Sehstranges hinter der Kreuzung oder seiner Fortsetzung durch die rechte Hirnhälfte hindurch oder Ausschaltung des rechten Seh-Zentrums an der Oberfläche des rechten Hinterhaupt-Lappens bewirkt linksseitige Halbblindheit, bei welcher jedem Auge symmetrisch die linke Hälfte seines Gesichtsfeldes ausfällt.

Durchtrennung des linken Sehstranges oder seiner Fortsetzung oder Ausschaltung des linken Zentral-Organs bewirkt rechtseitige Halbblindheit, wobei jedem Auge symmetrisch die rechte Hälfte seines Gesichtsfeldes ausfällt.

Durchtrennung eines Sehnerven bewirkt Erblindung dieses Auges, ohne Beteiligung des andren. Entsteht Scheuklappen-Krankheit durch einen Herd, so liegt derselbe im vorderen oder hinteren Chiasma-Winkel.

Obwohl Sektionen solcher pathologischer Fälle, welche während des Lebens genau geprüft waren, noch gänzlich zu fehlen schienen, — der einzige Fall von Heeremann zu Heidelberg aus dem Jahre 1838[1] war gänzlich unbeachtet geblieben, — so schien doch das klinische Gebäude der Halbblindheit so fest begründet und so harmonisch zusammengefügt, daß der Angriff, den Julius Michel 1873 dagegen unternahm, ganz überraschend kam, so daß einige weniger gefestigte Autoren dem ersten Anprall nachgaben, während allerdings die meisten tatkräftigen Widerstand leisteten.

---

[1] Vgl. m. Gesch. d. Augenh. von Graefe-Saemisch, XIV, 2, S. 384, 1911.

Michel fand bei Horizontal-Schnitten des menschlichen Chiasma ein strohmatten-ähnliches Geflecht und totale Kreuzung.

Im Jahre 1887, in der Festschrift für Kölliker, die in Bezug auf Druck und Figuren eine wunderbare Leistung darstellt, kam Michel auf sein Lieblings-Thema zurück. Aus Tier-Versuchen mit Entfernung eines Augapfels geht hervor, daß beim Meerschweinchen und Kaninchen ungekreuzte Faser-Bündel nicht existieren. Auch in drei Fällen von Menschen, die ein Auge vor längerer Zeit verloren hatten, fand er die Entartung ausschließlich auf den entgegengesetzten Traktus beschränkt. Die experimentell und klinisch zu beobachtende Halbblindheit, deren Tatsächlichkeit er anerkenne, müsse er als völlig unabhängig von der Verlaufsweise der Sehnervenfasern betrachten.

Im Jahre 1895 erklärt Michel auf der Heidelberger Versammlung, daß sein Schweigen in dieser Frage, während der letzten Jahre, nicht so gedeutet werden solle, als hätte er seinen Irrtum eingesehen, und erwähnt, daß Kölliker auch beim Menschen ungekreuzte Bündel nicht nachzuweisen imstande gewesen.

Eine Widerlegung dieser Ansicht von Michel ist unnötig, da er schließlich selber nachgegeben hat. In der 3. Auflage seines klinischen Leitfadens vom Jahre 1903[1] hat er das Zugeständnis gemacht: „Die Sehnervenfasern verlaufen unter strohmatten-ähnlicher Verflechtung und unter Schleifenbildung — sowohl nach dem intrakraniellen Teil der Sehnerven als nach dem Traktus zu — im Sinne einer vollständigen Kreuzung derart, daß alle Fasern des linken Sehnerven in den rechten Traktus gelangen und umgekehrt, und im Sinne einer unvollständigen Kreuzung, daß Fasern des Sehnerven einer Seite in den gleichseitigen Traktus und unregelmäßig zerstreut ausstrahlen, und zwar jedenfalls nicht in der Weise, daß ein geschlossenes temporales Bündel von dem Sehnerven derselben Seite unmittelbar in die betreffende Hälfte des Chiasma und des Traktus derselben Seite sich fortsetzt; zugleich überwiegt die Zahl der gekreuzten Fasern weitaus diejenige der ungekreuzten."

Das letztere war ja übrigens von allen Forschern anerkannt worden.

(3) Den Untersuchungen über den Faser-Verlauf im Chiasma schlossen sich histologische Forschungen über Sehnerv und Netzhaut an.

[1] S. 297. — In der ersten Auflage, vom Jahre 1894, heißt es noch (S. 188): „In Bezug auf die Art und Weise des Verlaufes derselben (der Sehnerven) wird einerseits eine vollständige, andrerseits eine unvollständige Kreuzung angenommen."

In der Festschrift für KARL LUDWIG vom 15. Oktober 1877 hat MICHEL die Ausstrahlung der Opticus-Fasern in der menschlichen Netzhaut beschrieben. Mittels einer einfachen, wenngleich etwas mühsamen Methode gelang es ihm, die ganze Ausbreitung der Sehnerven-Faserschicht der Netzhaut im Zusammenhang zu isolieren.

Im Bereich der Sehnerven-Papille des Menschen ist die Mächtigkeit der nach allen Seiten hin ausstrahlenden Nerven-Masse für die einzelnen Sektoren sehr verschieden. Am geringsten ist sie nach außen, d. h. schläfenwärts, etwas stärker nach innen, noch mehr nach oben und nach unten. Außerhalb der Papille tritt die Anordnung in schwächere oder stärkere Bündel deutlich hervor. In geringer Entfernung von der Papille wird die Faserbündel-Lage eine einfache. Die zum gelben Fleck hinziehenden Faserbündel verlaufen zum Teil gradlinig, zum Teil in Bögen, die nach oben und nach unten konvex sind. Hieran schließt sich eine Zone von Nerven-Fasern an, welche den gelben Fleck umkreisen. Später hat er beim Affen am gelben Fleck ähnliche Verhältnisse gefunden.

Ich möchte hervorheben, daß diese Beschreibung genau übereinstimmt mit der Anatomie am Lebenden, d. h. mit dem Augenspiegelbild, welches einzelne, besonders ausgeprägte Fälle von Markscheiden-Umhüllung der Sehnervenfasern in der Netzhaut uns gewähren. Denn nur bei dieser Veränderung kann man im menschlichen Auge mit dem Spiegel den Faserverlauf weiter und genauer verfolgen.

(4) Die vierte anatomische Arbeit, aus dem Jahre 1881, handelt von der Iris und der Iritis.

Das Iris-Gewebe besteht aus fünf Schichten. Zwischen dem Endothel der vorderen Fläche und zwischen der hinteren Grenzhaut sind eingeschlossen die netzförmige Schicht mit Lymph-Räumen und die Gefäß-Schicht, die beide in der Sphinkter-Gegend etwas reduziert erscheinen. Der Grenzhaut ist hinten aufgelagert die Pigment-Schicht.

An den histologischen Teil der Arbeit schließt sich ein experimentell-pathologischer. Bei dem albinotischen Kaninchen wurde durch Einspritzung von Höllenstein-Lösung in die Vorderkammer eine Entzündung hervorgerufen; bei dieser fibrinös-eitrigen Entzündung des Iris-Gewebes findet sich der Erguß ausschließlich zwischen dem abgehobenen Endothel-Häutchen und dem Iris-Stroma. Hie und da geschieht die Abhebung in Knotenform, durch eine stärkere Anhäufung von Eiter-Körperchen.

Dabei finden sich fibrinöse Massen mit Eiterkörperchen auch in der Vorderkammer, sowie zwischen Iris und Krystall. Die Gefäße der Iris sind strotzend mit Blut gefüllt, hie und da findet man auch Extravasate; endlich, durch das Iris-Gewebe zerstreut, auch Eiterkörperchen. Ähnlich war es bei der Einimpfung von Tuberkeln in das Kaninchen-Auge.

Für den dritten klinisch-anatomischen Teil standen einerseits Augäpfel zu Gebote, die wegen Krebs entfernt werden mußten, andrerseits Iris-Stückchen, die bei ausgiebiger Iridektomie gewonnen worden waren. Das letztere stellt ein neues, wichtiges und fruchtbares Verfahren dar.

Die in den Tier-Versuchen beobachteten Knötchen fand Michel häufig auch in den Präparaten von Menschen, wo klinisch derartiges nicht zu sehen gewesen: so bei abgelaufener spezifischer Iritis umschriebene Wucherungen des Gefäß-Endothels mit sekundärer proliferierender Entzündung; Lymphom-Bildung bei einer gewöhnlichen chronischen Iritis; typische miliare Tuberkel bei der scheinbar einfachen Iritis eines Tuberkulösen. Auf Grund seiner Untersuchungen stellt Michel ein neues System der Erkrankungen und Anomalien der Regenbogenhaut auf und unterscheidet bezüglich der Entzündungen die fibrinös-eitrigen von den proliferierenden.

II. (5) Wenden wir uns jetzt von den anatomischen Studien Julius Michel's zu seinen physiologischen.

Zur Ermittlung der Eigenwärme des Auges benutzte Michel die thermoelektrische Methode; in das Auge von Kaninchen wurde ein nadelförmiger Apparat, ein aus Neusilber- und Eisen-Draht verfertigtes Thermo-Element, eingeführt. Im Durchschnitt ergab sich bei einer Körpertemperatur von 36,5 bis 38,9°, eine Temperatur von 31,9° für die vordere Kammer und eine solche von 36,1° für den Glaskörper-Raum. Die Temperatur in der Vorder-Kammer fiel um einige Zehntel-Grade, wenn man die Spitze der Hinterwand der Hornhaut annäherte; dagegen stieg die Temperatur, wenn man die Spitze der Vorderfläche der Iris annäherte und erreichte fast die Temperatur des Glasköpers. Wurde die Lidspalte geschlossen, so stieg die Temperatur rasch um 2—3°; sie sank um 13—15°, wenn auf die geschlossenen Lider eine Eisblase aufgelegt wurde.

Bei dieser Gelegenheit muß der Geschichts-Schreiber beklagen, daß in keiner der neueren Arbeiten über Thermometrie des Auges, von Galezowski aus dem Jahre 1873, von Gradenigo, Dohnberg, Michel, Silex, Giese, von Hertel aus dem Jahre 1900, der Tatsache gedacht wird, daß Dzondi in Halle zuerst 1834 die Thermometrie des Auges bearbeitet, an der Oberfläche des Auges die Temperatur um 1—2° geringer gefunden, als an den übrigen Teilen des Gesichts, und therapeutische Schlüsse aus seinem Fund gezogen hat.

(6) An MICHEL's Versuche über Thermometrie schließen sich diejenigen über künstliche Linsentrübung, die geradezu überraschend sind.

Legt man auf das Auge einer lebenden jungen Katze eine kleine Eisblase auf, so entsteht in kürzester Zeit eine totale Linsentrübung, welche sofort wieder verschwindet, sobald man die Eisblase entfernt.

(7) Bei der chemischen Untersuchung der Linse des Ochsen, des Schweines und des Menschen fand MICHEL Globuline in überwiegender Menge, in geringerer Serum-Albumin und nur in Spuren Mucin. Der Kern des Greisen-Stars zeigt gar keine Eiweiß-Stoffe, die Rinde nur in geringer Menge.

(8) Eine umfassende physiologisch-chemische Untersuchung der verschiedenen Teile des Auges hat MICHEL, zusammen mit H. WAGNER, angestellt und 1886 veröffentlicht. Eine interessante Tatsache möchte ich hervorheben, — daß die Linsen-Substanz durch Pepsin wie auch durch Trypsin völlig verdaut wird. Das erklärt uns ja einigermaßen die vollkommene Aufsaugung der weichen Linse, wenn nach Spaltung der Vorderkapsel, bei der sogenannten Discission, das Kammerwasser freien Zutritt zu der Linsensubstanz gewinnt.

II. Jetzt komme ich zu den wichtigsten Leistungen MICHEL's, zu seinen Arbeiten über pathologische Anatomie des Auges, und beginne mit seinem bedeutungsvollen Funde von der Thrombose der Zentral-Vene der Netzhaut.

(9) MICHEL hat eine Krankheit, die zwar nicht unbekannt, aber auch nicht genügend scharf abgegrenzt gewesen, genau beschrieben und anatomisch erklärt. Ursache ist spontane Thrombose der Zentral-Vene des Sehnerven auf einer Seite. Befallen werden Individuen jenseits der 50er Jahre, welche an Sklerose der peripheren Arterien, geringer Hypertrophie des linken Ventrikels, auch wohl an Lungen-Emphysem leiden. Die Erkrankung tritt ganz plötzlich auf, ähnlich wie bei der Embolie der Zentral-Arterie. Das Sehvermögen ist bedeutend herabgesetzt, auf Fingerzählen. Der Augenspiegel zeigt blutige Durchtränkung des Sehnerven, mächtige streifige Blutungen in seiner Umgebung, kleinere bis weit in die Peripherie; die Arterien schwach gefüllt, die Venen stark gedehnt und geschlängelt, dunkel schwarzrot.

2*

Der Ausgang ist entweder Amaurose des Auges, wenn die Vene durch den organischen Thrombus vollständig verschlossen wird; oder Besserung des Sehvermögens, wenn der Thrombus sich bald wieder löst: aber auch in letzterem Fall bleibt helle Verfärbung des Sehnerven-Eintritts und Schlängelung der Venen zurück.

Dieser wichtige Fund aus dem Jahre 1878 ist einerseits sofort in der Literatur richtig gewürdigt, auch vom Centralblatt für Augenheilkunde[1], andrerseits von MICHEL selber in der späteren Zeit durch zahlreiche weitere Studien ergänzt und vervollständigt worden.

(10) Nach 20jähriger eifriger und erfolgreicher Arbeit auf diesem Gebiet war er zu den folgenden Ergebnissen gelangt:

1. Das klinische Bild der sogenannten Embolie der Zentral-Schlagader der Netzhaut kann durch thrombotischen Verschluß hervorgerufen werden. Nachdem infolge der Arteriosklerose eine Endarteritis voraufgegangen, erfolgt die Blutgerinnung jenseits der am stärksten verengten Stelle.

2. Der plötzliche Blut-Erguß in die Netzhaut, die sogenannte blutige Netzhaut-Entzündung, kann bedingt sein entweder durch marantischen Thrombus in der Zentralvene oder durch eine die Lichtung der Blut-Ader verschließende Wucherung.

3. Auch das Bild der albuminurischen Netzhaut-Entzündung beruht zuvörderst nur auf Erkrankungen der Schlag- und Blut-Adern in der Netzhaut.

(11) Das letzte Haupt-Kapitel von MICHEL's Forschung, das ich in dem Rahmen der mir zugemessenen Zeit hier vor Ihnen noch erörtern kann, betrifft die Tuberkulose des Auges.

Da ich mit MICHEL gleichaltrig bin, so habe ich, ebenso wie er selber, in eigner wissenschaftlicher Lebens-Erfahrung es durchgemacht und eindringlich kennen gelernt, wie seit 50 Jahren über diese schlimmste Seuche des Menschen-Geschlechtes, die schon seit den ältesten Schriften der Heilkunde, d. h. seit 2300 Jahren, in unsrer Literatur behandelt wird, die wissenschaftlichen Anschauungen sich ganz gewaltig geändert haben.

Zunächst herrschte die anatomische Lehre VIRCHOW's vom Miliar-Tuberkel als der Ur-Form aller weiteren Veränderungen. Dann kamen 1865 VILLEMIN's Impf-Versuche, die auf einmal die schon den alten Griechen[2] geläufige, oft wieder beobachtete und schließlich doch vergessene Ansteckungsfähigkeit der Schwindsucht

[1] 1878, S. 278.

[2] Vgl. meine Bemerkung, Deutsche med. W., 1899, Nr. 21.

uns wieder lebendig machte, und die zu COHNHEIM's glänzenden Versuchen der Impf-Tuberkulose der Iris führten. Hierauf folgte 1882 ROBERT KOCH's Entdeckung der Tuberkel-Bazillen, und 1890 seine Heilversuche mit dem Tuberkulin, dann die biologischen Untersuchungs-Methoden und endlich die großartigen Maßnahmen zur Verhütung der Tuberkulose, die eine Zierde unsrer sozialen Zeit bilden und bereits zu bewunderungswürdigen Erfolgen geführt haben.

Natürlich konnte auch das Auge, das nicht bloß den Spiegel der Seele darstellt, sondern auch, seit den hippokratischen Zeiten, und mit Recht, als der Spiegel des ganzen Körpers betrachtet wurde, von diesen gewaltigen Strömungen nicht unberührt bleiben.

JULIUS MICHEL's erste Arbeit über Tuberkulose des Auges ist aus dem Jahre 1883.

Es gelang ihm in einem Fall, der eigentlich fast nur das Bild einer gewöhnlichen Iridochorioïditis zeigte, durch den weiteren Verlauf den tuberkulösen Charakter festzustellen und in dem enukleierten Augapfel Tuberkel-Bazillen nachzuweisen.

JULIUS MICHEL vertrat schon früh die Ansicht, daß die Tuberkulose des Auges sehr häufig, daß sie eine Hauptursache der chronischen Entzündung des Uveal-Trakts sei, und hat diese seine Überzeugung gegen alle Kritik und gegen jeden Widerstand verfochten. Das wird ihm von AXENFELD[1] als ein großes, unvergängliches Verdienst angerechnet.

(12) Im Jahre 1903 beschreibt MICHEL die tuberkulöse Iritis in drei Hauptformen, der knötchenförmigen, der diffusen und der granulierenden. Die Knötchen finden sich fast ausschließlich in der Iris-Wurzel und sind oft schwer zu entdecken. Die diffuse tuberkulöse Iritis entsteht durch ein entzündungs-erregendes Toxin. Die granulierende tuberkulöse Iris findet sich ausschließlich im Kindesalter und führt zur Durchbohrung des Augapfels.

Die Tuberkulose der Iris beobachtet man hauptsächlich im jugendlichen und mittleren Lebensalter. Sie ist immerhin als heilbar zu betrachten, wenn gleich die Dauer der Erkrankung sich über Monate erstreckt.

(13) Im Jahre 1908 berichtet MICHEL über das Aussehen der geheilten Iris-Tuberkulose: an die Stelle der tuberkulösen Knötchen treten lochartige Lücken des Iris-Gewebes.

(14) Im Jahre 1900 hatte er eine klinisch-statistische Studie über die mutmaßlichen Ursachen der Iritis veröffentlicht, auf

[1] Klin. MBl. f. A., Nov. 1911, S. 662.

Grund von 84 Fällen. Er fand Tuberkulose in 31 Fällen, Lues in 5 Fällen, Nephritis in 29 Fällen, Erkrankung des Zirkulations-Apparates in 13, verschiedene Erkrankungen in 6 Fällen.

Es ist ja vollkommen richtig, daß jede nicht von Verletzung abhängige, primäre Iritis auf Allgemein-Krankheit beruht, und daß nur auf Grund der Allgemein-Untersuchung eine entsprechende Behandlung einzuleiten ist. Aber dies ist lange anerkannt. Bereits Friedrich August von Ammon hatte es 1838 in seiner preisgekrönten Abhandlung de iritide klar ausgesprochen, wenn gleich er, nach damaliger Anschauung, das Wort Dyskrasie für Allgemein-Krankheit gesetzt hat.

Jedoch bezüglich der Verteilung der Ursachen kann man andrer Ansicht sein, als Julius Michel. Ich selber habe stets einen weit größeren Anteil der Lues feststellen können und einen geringeren der Tuberkulose. Ebenso Fuchs und Panas. Dieser Teil der Forschung ist jetzt im Fluß begriffen. Es steht zu hoffen, daß die Anwendung der biologischen Untersuchungs-Methoden größere Sicherheit schaffen werde.

Es könnte auffallend erscheinen, daß ich von Michel's Arbeiten über Anatomie, über Physiologie, über Pathologie des Auges so eingehend und ausführlich berichtet und von der Heilung der Kranken, welche Zweck und Ziel unsrer Bestrebungen, die Krone der medizinischen Wissenschaft darstellt, fast noch kein Wort gesagt habe. Behandelt hat Julius Michel so viele Augenkranke, wie nur irgend ein Fachgenosse in Europa, und geheilt von den Kranken so viele, als der jetzige Zustand der Wissenschaft, Fleiß, Erfahrung, Geschicklichkeit es uns ermöglichen. Geschrieben hat er nicht über Therapie, außer in seinen Lehrbüchern.

Wir haben aber ein von ihm inspiriertes vollständiges therapeutisches Taschenbuch für die Augen-Praxis, das im Jahre 1909 sein Assistent Dr. Curt Adam bearbeitet hat und das uns ein ganz getreues Bild von Michel's Verfahrungs-Weisen gewährt.

Wir sind am Ende der Schilderung seiner Leistungen.

Seinem Charakter wird jeder, der das Glück hatte, ihn kennen zu lernen, dasselbe Zeugnis sehr lobenswürdig ausstellen, das er als Abiturient dereinst erhalten hatte. Trotz aller Ehrungen, die ihm zuteil geworden, des persönlichen Adels, der hohen Orden von Bayern, Preußen, Griechenland, der Ehrenmitgliedschaft gelehrter Gesellschaften, des Vorsitzes in der Berliner Ophthalmologischen Gesellschaft, die ihn in jedem Jahr durch Zuruf einstimmig wiedergewählt hat, ist er stets sehr einfach und zugänglich geblieben.

Julius Michel war eine sonnige Natur. Seine innere Heiterkeit strahlte aus auf die Umgebung, auf seine Mitarbeiter, die ihn verehrten, auf die Fachgenossen, die ihn schätzten, auf die Kranken, die ihm vertrauten. Voll Witz und Schlagfertigkeit traf er zwar den wunden Punkt mit großer Sicherheit, aber immer mit solcher Liebenswürdigkeit, daß der Getroffene sofort in sein Lächeln mit einstimmte. Ich darf hier wohl erwähnen, daß seit 1867, wo ich als Assistent in v. Graefe's Klinik Julius Michel kennen und schätzen lernte, bis zu seinem Tode, also volle vierundvierzig Jahre hindurch, ein stets ungetrübtes, freundschaftliches Verhältnis uns verbunden hat.

Wir alle aber, die ihn zu ehren hier versammelt sind, von denen so viele Freundschaft, Förderung, Belehrung aus den reichen Schätzen seines Wollens, Wissens, Könnens erfahren haben, bekennen und bezeugen, daß sein Andenken bei uns ein gesegnetes für immer bleiben wird.

Anhang.

Liste der Abhandlungen von Julius Michel.

1872. 1. Beiträge zur näheren Kenntnis der hinteren Lymphbahnen des Auges. Mit 2 Tafeln. Arch. f. Ophth. XVIII, 1, S. 127—154.

2. Oculomotorius-Lähmung bei Rheumatismus articulorum acutus. Klin. Monatsbl. f. Augenh. X, S. 167—171.

3. Sektions-Befund bei angeborener Amaurose. Tagebl. der 45. Vers. deutscher Naturf. u. Ärzte in Leipzig, S. 142.

1873. 4. Über den Bau des Chiasma nervorum opticorum. Mit 2 Tafeln u. 7 Figuren. A. f. O. XIX, 2, S. 59—86.

5. Berichtigung und Zusatz zu der Arbeit über den Bau des Chiasma. A. f. O. XIX, 3, 375—376.

6. Über eine Hyperplasie des Chiasma und des rechten Nervus opticus bei Elephantiasis. Mit 1 Taf. A. f. O. XIX, 3, S. 145—164.

7. Beitrag zur Kenntnis der Entstehung der sogenannten Stauungs-Papille und der pathologischen Veränderungen in dem Raume zwischen äußerer und innerer Opticus-Scheide. Mit 1 Taf. Arch f. Heilkunde, S. 39—60.

8. Historische Notiz über Tuberkulose der Chorioïdea. Klin. Monatsbl. f. Augenh., S. 363.

1874. 9. Über die Ausstrahlungsweise der Opticus-Fasern in der menschlichen Retina. Beiträge zur Anatomie und Physiologie, als Festgabe Carl Ludwig zum 15. Okt. 1874 gewidmet von seinen Schülern, S. 59—63, mit 2 Tafeln.

1875. 10. Die histologische Struktur des Iris-Stroma. Erlangen 1875, 36 S. mit 2 lithogr. Tafeln. (Univers.-Programm.)

1877. 11. Zur Kenntnis des Sehrots. Zentr.-Bl. f. d. med. Wissensch. Nr. 24.
12. Zur Frage der Sehnerven-Kreuzung im Chiasma. A. f. O. XXIII, 2, S. 227—254.
13. Über einige Erkrankungen des Sehnerven. Ebendas., S. 213—226. (1. Pyämische Metastasen im Opticus. 2. Blutungen in die Pial-Scheide und Pial-Fortsätze des Opticus. 3. Zur Kasuistik der sog. Stauungs-Papille.)
14. Retinitis apoplectica. Bericht der 50. Vers. deutscher Ärzte u. Naturforscher, S. 334.

1878. 15. Über Geschwülste des Uveal-Traktus. A. f. O. XXIV, 1, S. 131.
16. Ein Fall von Anophthalmus bilateralis. Ebendas., S. 71.
17. Demonstration von Präparaten. Bericht der ophth. Ges. zu Heidelberg, S. 181.
18. Die spontane Thrombose der Vena centralis des Opticus. A. f. O. XXIV, 2, S. 37.
19. Über die anatomischen Ursachen von Veränderungen des Augenhintergrundes bei einigen Allgemein-Erkrankungen. Deutsches Arch. f. klin. Med. XXII, 5 u. 6, S. 439.
20. Ablösung der Chorioïdea an der Stelle der Macula. Klin. Monatsbl. f. Augenh. XVI, S. 18.
21. Die Prüfung des Sehvermögens und der Farbenblindheit beim Eisenbahn-Personal u. bei den Truppen. Bayer. ärztl. Intelligenzbl., S. 11.
22. Erwiderung auf den Artikel des Hrn. Stabsarztes Dr. Seggel „Über die Anwendung des Augenspiegels". Ebendas., S. 44.

1880. 23. Über die Nervenfaserschicht der Netzhaut. Sitz.-Ber. d. phys.-med. Ges. zu Würzburg, 3. Juli.

1881. 24. Über Iris und Iritis. A. f. O. XXVII, 2, S. 171.
25. Über die sog. Tag-Blindheit. Sitz.-Ber. d. phys.-med. Ges. zu Würzburg, Nr. 5.
26. Das Verhalten des Auges bei Störungen im Zirkulations-Gebiet der Carotis. Festschrift zu Ehren Horner's, S. 1.

1882. 27. Über natürliche und künstliche Linsentrübung. Festschrift zur dritten Säkular-Feier der Alma Julia Maximiliana, gewidmet von der mediz. Fakultät zu Würzburg, I, S. 53.
28. Über die Corneal-Leiste des menschlichen Embryo. Ebendas., S. 75.
29. Bericht über das Vorkommen der „Nacht-Blindheit" im Arbeitshause Rebdorf. Bayr. ärztl. Intelligenzbl., Nr. 30.

1883. 30. Tuberkulose des Auges. Sitz.-Ber. d. physik.-med. Ges. zu Würzburg, S. 34.

1884. 31. Über die Eigenwärme des Auges. Compte rendu des travaux de la section d'ophthalm., Congrès internat., Copenhagen 1885, S. 90.
32. Über die chemische Zusammensetzung der Linse. Ebendas., S. 89.

1886. 33. Über den Mikroorganismus bei der sog. ägyptischen Augen-Entzündung. (Sitzung der physik.-med. Ges. zu Würzburg vom 23. Jan.) Münchener med. Wochenschr. S. 87 u. Archiv f. Augenh. XVI, S. 348.
34. Die Temperatur-Topographie des Auges. A. f. O. XXXII, 1, S. 227—231.
35. J. Michel u. H. Wagner, Physiologisch-chemische Untersuchungen des Auges. Ebendas., 2, S. 155—204.

1887. 36. Über Sehnerven Degeneration und Sehnerven-Kreuzung. Festschrift zum 70. Geburtstag von A. v. Kölliker.

1888. 37. Demonstration pathologisch-anatomischer Präparate. (Kreis-Versamml. d. Ärzte von Unterfranken zu Würzburg, am 14. Juli 1888.) Münch. med. Wochenschr. S. 513.

38. Bericht der Universitäts-Augenklinik zu Würzburg für 1888.

39. Septische Impf-Keratitis. Berichte d. phys.-med. Ges. zu Würzburg, Nr. 5, S. 66, u. Münch. med. Wochenschr. S. 234.

1893. 40. Über das Vorkommen von Neuroglia-Zellen in dem Sehnerven, dem Chiasma und dem Tractus opticus. Sitz.-Ber. d. Würzburger physik.-med. Ges., II. Sitzung vom 14. Januar.

1894. 41. Über die feinere Anatomie des Ganglion ciliare. Transact. of the VIIth internat. Ophth.-Congress, Edinburgh, S. 195.

1895. 42. Über die Kreuzung der Sehnervenfasern im Chiasma. Ber. über die 24. Vers. d. ophth. Ges., Heidelberg, S. 65.

1898. 43. Thrombose im Netzhautgefäß-System. Sitz.-Ber. d. phys.-med. Ges. zu Würzburg, S. 1015.

44. Über Thromben-Bildung im Stamme der Arteria centralis retinae. Bericht über die 27. Vers. der ophth. Ges. zu Heidelberg, S. 243.

45. Über pathologisch-anatomische Veränderungen der Netzhaut. XII. internationaler Kongreß der Medizin zu Moskau, XI. Sektion, Ophthalm., S. 139.

1899. 46. Über freie Metastasen-Bildung bei Augengeschwülsten. Bericht über die Verhandl. des IX. internat. Ophth.-Kongresses zu Utrecht, S. 35. Beilageheft zur Zeitschr. f. Augenh. II.

47. Über Erkrankungen der Arteria und Vena centralis retinae, mit besondrer Berücksichtigung der pathologisch-anatomischen Veränderungen. Zeitschr. f. Augenh., S. 1.

48. Beiträge zur Onkologie des Auges. Festschrift zur Feier ihres 50jähr. Bestehens, herausgegeben von der physik.-med. Ges. zu Würzburg, S. 147.

49. Über den Einfluß der Kälte auf die brechenden Medien des Auges. Beiträge zur Physiologie, Festschr. f. Adolf Fick zum 70. Geburtstag, S. 71.

1900. 50. Klinische Beiträge zur Kenntnis seltener Krankheiten der Lidhaut und Bindehaut. Festschrift zum 70. Geburtstage Karl Schweigger gewidmet. Arch. f. Augenh. XLII, S. 1.

51. Zur pathologischen Anatomie des Bindehaut-Ekzems. Zeitschrift f. Augenh. IV, S. 102.

52. Über Pemphigus der Bindehaut. Ebendas., S. 471.

53. Zur Kenntnis der Ursachen der primären Iritis auf Grund einer statistischen Zusammenstellung. Münchener med. Wochenschr. S. 853.

1901. 54. Über seltene Befunde in verletzten Augen. Zeitschrift f. Augenh. VI, S. 1.

1902. 55. Über bakterische Embolien des Sehnerven. Zeitschrift f. Augenh. VII, S. 1.

1903. 56. Die Tuberkulose des Sehnervenstammes. Münch. med. Wochenschr., S. 7.

57. Über einseitige familiäre und angeborene Innervations-Störungen des Hals-Sympathicus. Zeitschr. f. Augenh. X, S. 181.

1905. 58. Anatomischer Befund bei ophthalmoskopisch sichtbaren markhaltigen Nervenfasern der Netzhaut. Zeitschr. f. Augenh. XIII, S. 305.

59. Metastatische Adergeschwulst bei vermeintlicher HODGKIN'scher Krankheit. Ebendas. XIV, S. 421.

60 u. 61. a) Tetanus nach Augen-Verletzung. b) Periphlebitis der Vena centralis retinae. Berliner ophth. Gesellsch., Sitzung vom 19. Okt., Centr.-Bl. f. Augenh., November.

1906. 62. Über syphilitische Augengefäß-Veränderungen. Berliner ophth. Ges., Centr.-Bl. f. Augenh., S. 209.

63. Über Lid-Adenome und eine seltene Form des Adenoms, des Hydroadenoma papillare cysticum. Festschrift f. J. ROSENTHAL, II, S. 213.

64. Gehirn und Auge. Zeitschr. f. ärztl. Fortbildung, III, Nr. 12 u. 13.

65. Über das Vorkommen von Amyloid am Augapfel und an den Augen-Gefäßen. Zeitschr. f. Augenh. XV, S. 13.

66. Pathologisch-anatomische Befunde bei spontan oder traumatisch erworbenen Linsenverschiebungen. Gedenkschrift für v. LEUTHOLD, II, S. 617.

1907. 67. Coccidien der Lidhaut. Berliner ophth. Ges., Centr.-Bl. f. Augenh., S. 328.

68. Über halbseitige Gesichts-Hypertrophie. Berliner ophth. Ges., Centr.-Bl. f. Augenh. S. 269.

69. Über die pathologisch-anatomischen Veränderungen der Blutgefäße des Augapfels bei Syphilis. Zeitschr. f. Augenh. XVIII, S. 295.

1908. 70. Geheilte Iris-Tuberkulose. Berliner ophth. Ges., Centr.-Bl. f. Augenh., S. 329.

71. Über das makroskopische Aussehen der geheilten Iris-Tuberkulose beim Menschen. Zeitschr. f. Augenh. XX, S. 557.

72. Über Veränderungen des Auges und seiner Adnexa bei angeborenem Neurofibrom der Gesichtshaut. Bericht über die 35. Vers. der ophth. Ges. zu Heidelberg, S. 6.

73. Über objektive Wirkungen des Lichtes und bestimmter Lichtquellen auf die Netzhaut des Auges. Deutsche Revue, Oktober.

1909. 74, 75, 76. a) Primär-Affekt der Tarsal-Bindehaut. b) Vernarbter einseitiger Pemphigus der Bindehaut. c) Weiße Thromben-Bildung in der Netzhaut. Berliner ophth. Ges., Centr.-Bl. f. Augenh. S. 360.

77. Iris-Sarkom. Ebenda, S. 78.

78. Über die anatomischen Veränderungen bei Entstehung des ophthalmoskopischen Bildes eines Verschlusses der Arteria centralis retinae infolge direkter Verletzung der Augenhöhle. Zeitschr. f. Augenh. XXI, S. 116.

1910. 79. Die Augenheilkunde als Unterrichtsfach an der Universität Berlin in der Zeit von 1811—1870. Berliner klin. Wochenschr. Nr. 41.

80. Die Klinik und Poliklinik für Augenkrankheiten. LENZ, Geschichte der Universität Berlin, III.

81. Die räumliche Verbreitung des Lichtes und das Sehen der Tiere. Deutsche Revue, 35. Jahrg. S. 329.

1911. 82. Über das Wesen des Chalazion, nach gemeinschaftlich mit Stabsarzt Dr. WÄTZOLD angestellten Untersuchungen. Verhandl. der ophthalmologischen Gesellschaft zu Heidelberg, 1911.

www.ingramcontent.com/pod-product-compliance
Lightning Source LLC
LaVergne TN
LVHW091732021026
849161LV00003BB/583